BEI GRIN MACHT SICH IHR WISSEN BEZAHLT

AF143989

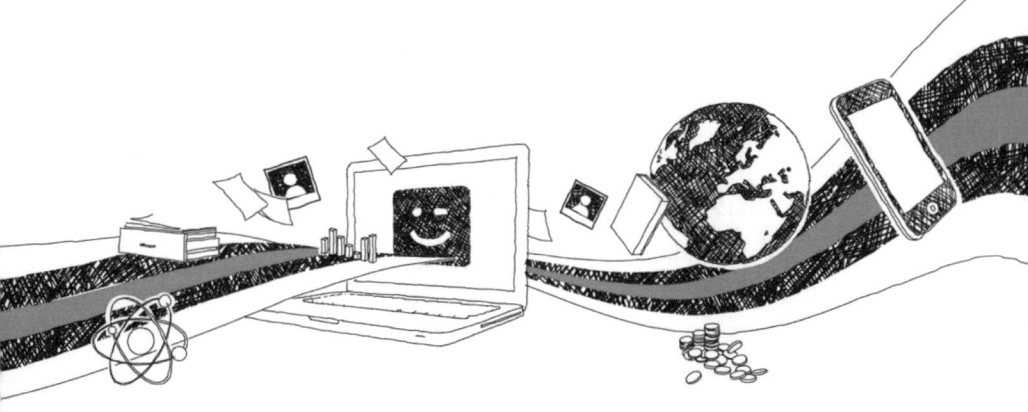

- Wir veröffentlichen Ihre Hausarbeit, Bachelor- und Masterarbeit

- Ihr eigenes eBook und Buch - weltweit in allen wichtigen Shops

- Verdienen Sie an jedem Verkauf

Jetzt bei www.GRIN.com hochladen und kostenlos publizieren

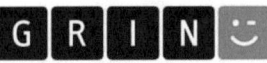

Staatliche Verantwortung vs. Eigenverantwortung

Betriebliches Gesundheitsmanagements und eigene Maßnahmen gegen arbeitsplatzbedingte Belastungen mit Bedeutung von Burnout

Enie Schwenke

GRIN

Bibliografische Information der Deutschen Nationalbibliothek:

Die Deutsche Nationalbibliothek verzeichnet diese Publikation in der Deutschen Nationalbibliografie; detaillierte bibliografische Daten sind im Internet über http://dnb.d-nb.de abrufbar.

ISBN: 9783346468956
Dieses Buch ist auch als E-Book erhältlich.

© GRIN Publishing GmbH
Nymphenburger Straße 86
80636 München

Druck und Bindung: Books on Demand GmbH, Norderstedt Germany
Gedruckt auf säurefreiem Papier aus verantwortungsvollen Quellen

Das vorliegende Werk wurde sorgfältig erarbeitet. Dennoch übernehmen Autoren und Verlag für die Richtigkeit von Angaben, Hinweisen, Links und Ratschlägen sowie eventuelle Druckfehler keine Haftung.

Das Buch bei GRIN: https://www.grin.com/document/1045163

Universität Bielefeld
Fakultät für Gesundheitswissenschaften
Studiengang: Health Communication (BSc)
Wintersemester 2019/2020

Im Rahmen der Veranstaltung

Einführung in die Gesundheitswissenschaften:

Wissenschaftliches Arbeiten

Staatliche Verantwortung vs. Eigenverantwortung

Maßnahmen im Rahmen eines betrieblichen

Gesundheitsmanagements und eigenverantwortliche Maßnahmen

gegen arbeitsplatzbedingte Belastungen mit Bedeutung von Burnout

Enie Schwenke

Vorgelegt am:
26.02.2020

Inhaltsverzeichnis

Abkürzungsverzeichnis

ArbSchG	Arbeitsschutzgesetz
BGM	Betriebliches Gesundheitsmanagement
DGPPN	Deutsche Gesellschaft für Psychiatrie, Psychotherapie und Nervenheilkunde
SGB	Sozialgesetzbuch
WHO	Weltgesundheitsorganisation

1 Einleitung

Die Anzahl psychischer Erkrankungen nimmt in Deutschland insbesondere seit dem Jahr 2006 zu (Marschall, Hildebrandt und Nolting, 2019, S. 19), was aus Berichten über krankheitsbedingte Arbeitsunfähigkeitstagen hervorgeht (Meyer, Maisuradze und Schenkel, 2019, S. 461). Zudem sind sie im Vergleich zu anderen Krankheitsarten mit der längsten Ausfalldauer verbunden (Rennert, Kliner und Richter, 2019, S. 63).

Burnout ist in diesem Kontext mit zu beachten, da es in 85% aller Krankschreibungsfälle zusammen mit u.a. psychischen Erkrankungen diagnostiziert wird (Bundes Psychotherapeuten Kammer, 2012, S. 4) sowie in einer psychischen Erkrankung wie bspw. einer Depression münden kann (Deutsche Gesellschaft für Psychiatrie, Psychotherapie und Nervenheilkunde, [DGPPN], 2012, S. 5). Die Bedeutung von Burnout „ist in den letzten Jahren in der öffentlichen Wahrnehmung und Diskussion ... in den Vordergrund geraten" (Meyer et al., 2019, S. 459-460), was die Konkretisierung des Burnout Begriffs durch die Weltgesundheitsorganisation (WHO) im Jahr 2019 unterstreicht. Es ist als Syndrom, das auf chronischen Stress am Arbeitsplatz zurückzuführen ist, definiert (WHO, 2019).

Betrachtet man vor diesem Hintergrund die Zunahme psychischer Erkrankungen und Stress (Techniker Krankenkasse, [TK], 2016, S. 11) zusammen mit dem Aspekt, dass Berufstätige im Schnitt etwa zwei Drittel der Tageszeit an ihrem Arbeitsplatz verbringen (Neuner, 2019, S. 3), entsteht die Annahme einer Notwendigkeit, die Belastungssituation am Arbeitsplatz und das Gesundheitsverhalten des Einzelnen zu ändern. Angesichts dessen geht die vorliegende Arbeit der Fragestellung nach: Welche Maßnahmen können Unternehmen und Berufstätige ergreifen, um gegen das Eintreten und die Zunahme von Burnout vorzugehen?

Zunächst werden zu Beginn der Arbeit Anforderungen und Belastungen, mit welchen Beschäftigte in der modernen Arbeitswelt konfrontiert sind, beschrieben. Daraufhin werden die daraus resultierenden Folgen für die psychische Gesundheit dargestellt und die Bedeutung des Burnout Syndroms erläutert. Der folgende Teil der Arbeit zeigt sowohl Ansätze im Rahmen eines betrieblichen Gesundheitsmanagements (BGM) auf, als auch Maßnahmen, die Beschäftigte in Eigenverantwortung ergreifen können, um gegen das Gesundheitsproblem Burnout anzugehen. Abschließend wird in der Diskussion und im Fazit ein Resümee über die Bedeutung der vorgestellten Maßnahmen gezogen.

Die Beantwortung der dargestellten Fragestellung erforderte eine Literaturrecherche auf dem Onlineserver der Universitätsbibliothek Bielefeld und in der Datenbank PubMed nach bspw.

Gesundheitsreporten von verschiedenen Krankenkassen. Dafür wurden Schlagwörter wie psychische Erkrankungen, Stress, Burnout, Arbeitswandel, Digitalisierung, gesundheitliche Eigenverantwortung und Präventionsmaßnahmen genutzt. Es wurde auf das Erscheinungsjahr geachtet, um aktuelle Berichte und Forschungsstände zu finden. Von älterer Literatur wurde Gebrauch genommen, wenn Inhalte für diese Arbeit sehr treffend waren und an anderer Stelle nicht zu finden waren. Zusätzlich haben sich Quellen aus den Literaturverzeichnissen der selbstausgewählten Literatur ergeben. Die letztendliche Entscheidung für die Verwendung von Texten entschied sich über die Qualität des Beitrages.

2 Arbeitsbelastungen und Gesundheitszustand

Arbeitsweisen und -formen haben sich im Laufe der Geschichte gewandelt. Waren Menschen zu Zeiten vor der Digitalisierung vorwiegend körperlich beansprucht, sind es dagegen seit Ende des 20. Jahrhunderts insbesondere Grenzen psychischer Kapazität, an die Arbeitnehmende stoßen (Badura, 2017, S. 5). Nach der Stressstudie der TK werden Arbeitsverdichtung, Termindruck und -hetze, Unterbrechungen, Störungen und Informationsüberflutungen als Stressfaktoren am Arbeitsplatz von Berufstätigen am häufigsten genannt (TK, 2016, S. 12-13). Wenn diese arbeitsbedingten Belastungen nicht erkannt und behandelt werden, können sie zu psychischen Erkrankungen wie Stress beitragen und bei Fortbestehen in Burnout münden (Boden, Gajewski, Willemssen, Getzmann, und Falkenstein, 2018, S. 10; DGPPN, 2012, S. 4).

Im folgenden Kapitel wird zunächst die durch die Digitalisierung veränderte Belastungssituation, die im Arbeitsbereich auftreten kann, dargestellt. Daraufhin werden Auswirkungen dieser auf die psychische Gesundheit von Beschäftigten beschrieben. Aufgrund des Kontexts *Arbeit* wird dabei Burnout thematisiert und dessen Bedeutung erläutert.

2.1 Belastungen in der digitalisierten Arbeitswelt

Die heutige moderne Arbeitswelt ist u.a. aufgrund der Digitalisierung und neuer Technologien von Veränderungen der Arbeitsformen gekennzeichnet (Ahlers, 2018, S. 2).

Im Laufe der letzten Jahre hat sich die Anzahl der Informations- und Kommunikationstechnologien rasant verändert. Dies ermöglicht es in der heutigen Arbeitswelt, zeit- und ortsabhängig zu arbeiten (ebd.). In Deutschland nutzen drei Viertel der Befragten des Fehlzeitenreports-2019 den Computer bzw. Laptop oder das Tablet bei der Arbeit (Waltersbacher, Maisuradze und Schröder, 2019, S. 87). So sind Menschen ständig erreichbar, hochflexibel und mobil (Waltersbacher et al., 2019, S. 78). Einerseits eröffnet dies eine selbstständige Gestaltung des Arbeits- und Alltags, andererseits kann das tägliche Leben soweit beeinflusst werden, dass die

Arbeitswelt und das Privatleben von Berufstätigen ineinander verschwimmen. Es droht eine Arbeitsintensivierung, wenn in Folge bspw. Termine und Verpflichtungen zunehmend in der Freizeit Platz finden (Ahlers, 2018, S. 2-4).

Die Entwicklung von Information- und Kommunikationstechnologien bringt eine Beschleunigung der Arbeitswelt mit sich (Rosa, 2005, S. 246). Arbeits- und Geschäftsprozess werden in Unternehmen digitalisiert (Ducki, 2019, S. 3) und Servicedienstleistungen aufgrund der globalen Vernetzung ausgebaut. Außerdem können große Informationsmengen in Echtzeit schneller übermittelt und aufgerufen werden (Rosa, 2005, S. 336), was bedeutet, dass Arbeitstätigkeiten insgesamt komplexer werden (Gerdenitsch & Korunka, 2019, S. 16). Somit entsteht die Anforderung an Beschäftigte, sich an die Beschleunigung von diversen Prozessen im Arbeitsalltag anzupassen (Sachverständigenrat zur Begutachtung der gesamtwirtschaftlichen Entwicklung, 2017, S. 35). Es steigt der Druck ein größer werdendes Arbeitspensum, welches in Verbindung mit hohen Informationsmengen steht, in kürzerer Zeit schaffen zu müssen. Etwa zwei Drittel der Befragten einer Studie, die Mitarbeiterinnen und Mitarbeiter eines Dienstleistungsunternehmens in Deutschland umfasst, geben an, diese Arbeitsintensität und Arbeitsverdichtung „oft [oder] fast oft" (Baeriswyl, Dorsemagen, Krause und Mustafić, 2018, S.162) zu erfahren.

2.2 Folgen für die psychische Gesundheit und Burnout

Wie sich im letzten Kapitel bei der Betrachtung von veränderten Arbeitsformen herausgestellt hat, bedeutet Arbeit in der modernen Arbeitswelt des 21. Jhs. für Berufstätige einen „zunehmenden Verbrauch an psychischer Energie" (Badura, 2017, S. 5). Denn Anforderungen und Beanspruchungen wie Arbeitsverdichtung und -intensität, Leistungsdruck, komplexe Aufgaben, Multitasking, Flexibilität, ständige Erreichbarkeit und Unterbrechungen können im Körper Stressreaktionen bzw. Stresssymptome wie Angespanntheit, verminderte Schlafqualität und Erschöpfungsgefühl auslösen (DGPPN, 2012, S. 4). Zapf und Semmer definieren Stress als *„subjektiv* [Hervorhebung v. Verf.] unangenehmer Spannungszustand, der aus der Befürchtung entsteht, eine ... Situation nicht ausreichend bewältigen zu können" (2004, S. 1011). Ein *Stressor* löst Stress jedoch grundsätzlich nicht bei jedem Menschen aus. Hier ist entscheidend, auf welche Weise Betroffene eine Situation subjektiv erleben, also bewerten und darauf reagieren (Sprenger, 2018, S. 10-11). Stressoren werden als Merkmale der Arbeitsbedingungen beschrieben, „die in der Arbeitsaufgabe [und] in den Rahmenbedingungen der Arbeit ... begründet liegen, und die Wahrscheinlichkeit für Stressreaktion erhöhen" (Sonnentag & Frese, 2003, S. 453-491). Vereinzelt auftretend, haben sie keine gesundheitsschädlichen Auswirkungen (Neuner,

2019, S.11). Entwickeln sie sich am Arbeitsplatz jedoch zu einem Dauerzustand, kann von Burnout gesprochen werden (DGPPN, 2012, S. 4).

Burnout wurde zunächst in der ICD-10-GM (die zehnte Revision der International Statistical Classification of Diseases and Related Health Problems, German Modification) als eine von mehreren anderen Zusatzdiagnosen in die Kategorie Z73 „Probleme mit Bezug auf Schwierigkeiten bei der Lebensbewältigung" (Deutsches Institut für Medizinische Dokumentation und Information, 2017) eingeordnet. Im März 2019 hat die WHO Burnout schließlich in der neu überarbeiteten ICD-11 Version erstmals als eigenständiges Syndrom konkretisiert (Ducki, 2019, S. 5). Es ist als Syndrom, das als Folge von chronischem Stress am Arbeitsplatz konzipiert und bisher nicht erfolgreich verarbeitet wurde, definiert (WHO, 2019). Außerdem wird darauf hingewiesen, dass der Begriff ausschließlich auf Phänomene im beruflichen Kontext begrenzt und nicht in Verwendung mit anderen Lebensbereichen zu bringen ist (ebd.).

Als Krankheit ist Burnout aber nach wie vor nicht einzustufen, sondern fasst durch arbeitsbedingte Stressfaktoren verursachte Symptome zusammen (WHO, 2019). Wenn diese Burnout-Beschwerden über eine längere Zeit ohne Eingriff einer Behandlung fortschreiten, können sie ein Risiko für eine spätere manifeste psychische Erkrankung wie bspw. Depression darstellen (DGPPN, 2012, S. 5). Um bei Burnout als Auslöser für eine Erkrankung zu sprechen, ist die Ursache entscheidend. Aus Sicht der DGPPN erfolgt allerdings die „Berücksichtigung arbeitsbedingter Belastungen als krankheitsauslösender Faktor ... bisher nicht systematisch und findet entsprechend [auch] unzureichend Eingang in die Behandlungsstrategien" (DGPPN, 2012, S. 5-8). So mangelt es an Datenerhebungen, die präzise Angaben über den Zusammenhang von Häufigkeiten psychischer Beschwerdebilder mit als stressig erlebten Arbeitssituation geben. Die durch Krankenkassen erhobene Daten zu Häufigkeitsangaben wie von der TK, den Betriebskrankenkassen oder der Allgemeinen Ortskrankenkasse (AOK) verzeichnen eine hohe Relevanz für Burnout in Deutschland (ebd.).

3 Staatliche Verantwortung und Eigenverantwortung

Wie in den letzten Kapiteln deutlich geworden ist, können im Arbeitsumfeld viele Belastungen auftreten, die Risikofaktoren für die psychische Gesundheit von Berufstätigen darstellen (WHO, 2019). Wird zudem in Betracht gezogen, dass Stress bei Beschäftigten in Deutschland in den letzten Jahren zugenommen hat (TK, 2016, S. 11), ergibt sich die Notwendigkeit von Maßnahmen zur Bewältigung von arbeitsbedingten Belastungen, um Burnout und in Folge dessen schwerwiegende physische Erkrankungen zu verhindern oder zu minimieren (Ehresmann,

4

2017, S. 155). Dafür ist vom Unternehmen sowie des einzelnen Beschäftigten Verantwortung zu tragen (Kapitel 3.1 und 3.2).

Im nächsten Kapitel werden Ansätze geschildert, die Unternehmen im Rahmen eines BGMs ergreifen können, um einen gesundheitsförderlichen Arbeitsplatz zu schaffen und damit Risikofaktoren für Burnout zu reduzieren. Anschließend wird am Beispiel Bewegung beschrieben, wie die und der einzelne Beschäftigte durch das eigene Verhalten die Gesundheit so gestalten kann, dass das Risiko für Burnout verringert wird.

3.1 Maßnahmen des Unternehmens

Mit dem Anstieg von Krankheitstagen durch psychische Erkrankungen (Meyer, Wenzel und Schenkel, 2018, S. 331) und der Zunahme von Stress im Berufsleben (TK, 2016, S. 11), geht in den letzten Jahren für Unternehmen die Zunahme der Bedeutung psychischer Gesundheit im BGM sowie die Zunahme der Relevanz des BGM selbst einher (Struhs-Wehr, 2017, S. 4-5). Ein BGM ist definiert als eine „Systematische sowie nachhaltige Schaffung und Gestaltung von gesundheitsförderlichen Strukturen und Prozessen einschließlich der Befähigung der Organisationsmitglieder zu einem eigenverantwortlichen, gesundheitsförderlichen Verhalten" (Deutsches Institut für Normung, 2012, S. 7).

In Bezug auf arbeitsplatzbezogene psychische Störungen gibt es fünf herausgearbeitete Aspekte eines BGM (Berger, Gravert, Schneller und Maier, 2013, S. 1291-1292), Block Format), die im Folgenden aufgrund des begrenzten Umfangs dieser Arbeit nur im Kern erläutert werden. Die ersten zwei Aspekte umfassen gesundheitsförderliche Maßnahmen, die Aspekte drei bis vier hingegen Maßnahmen, die für manifeste psychische Erkrankungen gelten. Den ersten Aspekt stellt die Sensibilisierung für Risikofaktoren dar. Grundlegend, um die Gesundheit von Mitarbeiterinnen und Mitarbeitern am Arbeitsplatz zu fördern und Gefährdete erfolgreich zu unterstützen, ist das Wissen um Frühsymptome psychischer Beanspruchungen. Ebenso ist wichtig, dass in der Betriebskultur offen über psychische Gesundheit gesprochen werden kann, da es häufig der Fall ist, dass psychisch Erkrankte durch das Kollegium Diskriminierung erfahren. Der zweite Aspekt umfasst die Überlastungserkennung bei den Mitarbeiterinnen und Mitarbeitern (ebd). Dafür sind psychische Gefährdungsbeurteilungen notwendig, die durch das geltende Arbeitsschutzgesetz (ArbSchG) vorgeschrieben sind, welches verpflichtet, den Arbeitsplatz so zu gestalten, dass gesundheitliche Risiken möglichst reduziert werden „und die verbleibende Gefährdung möglichst gering gehalten [werden]" (§ 4 Abs. 1 ArbSchG). Der dritte Aspekt handelt von einer zielgerichteten individuellen Unterstützung belasteter Beschäftigte und hat die Verhinderung psychischer Erkrankungen zum Ziel. Dies kann durch die betriebsinterne

Sozialberatung, Betriebsärzte oder auch durch externe Anbieter wie der BSA-Akademie (Bad Sooden-Allendorf), einem Bildungsinstitut, im Rahmen eines praktischen Präventionsprogramms geschehen (BSA Akademie, o.J.). Der vierte Aspekt ist die Unterstützung erkrankter Mitarbeiterinnen und Mitarbeitern in Form einer gestuften ärztlichen und psychotherapeutischen Versorgung, auf die zurückgegriffen wird, wenn psychische Störungsbilder trotz präventiver Maßnahmen auftreten. Der fünfte und damit letzte Aspekt ist die Wiedereingliederung (Berger et al., 2013, S. 1294-1296), die offiziell Betriebliches Eingliederungsmanagement genannt wird und im Sozialgesetzbuch verankert ist (Riechert & Habib, 2017, S. 5). Die Wiedereingliederung am Arbeitsplatz sollte, orientiert nach Krankheitszeiten von Beschäftigten, stufenweise, gut vorbereitet und möglichst nachhaltig gestaltet sein, damit es nach Wiederaufnahme der Arbeit nicht zu einer Neuerkrankung kommt (Berger et al., 2013, S. 1296).

3.2 Persönliche Maßnahmen

Neben äußeren Umständen wie bspw. dem Arbeitsumfeld, hat auch das eigene Verhalten Einfluss auf die Gesundheit. „Menschen [sind] in der Lage …, aktiv an ihrer Gesundheit mitwirken zu können [und] gegebenenfalls sogar sollen" (Ernste, 2019, S. 88), wie es aus dem gesetzlichen Kontext hervorgeht. Im §1 Absatz 3 des fünften Sozialgesetzbuches (SGB V) wird nämlich den Krankenversicherten eine gesundheitliche Eigenverantwortung zugewiesen, die u.a. darin besteht durch eine gesundheitsbewusste Lebensführung den Eintritt einer Krankheit zu vermeiden. Wie das Bewegungsverhalten eine Möglichkeit mit Einfluss auf den Gesundheitszustand darstellt und somit von Beschäftigten als persönliche Maßnahme genutzt werden kann, um Burnout zu vermeiden, wird nun kurz erläutert.

Wie herausgestellt wurde, kann dauerhafter Stress am Arbeitsplatz zum Burnout-Syndrom führen, bei welchem sich „aufgestaute Gefühle wie beispielsweise innere Unruhe und Aggressionen" (Zeilner, 2018, S. 106) ansammeln. Der Bewegung ist hierbei eine hohe Bedeutung zuzuschreiben, da diese Stresshormone, die für den Spannungszustand verantwortlich sind, abbauen kann (ebd.). Somit ist die körperliche Bewegung für Beschäftigte, die am Arbeitsplatz stressverursachenden Belastungen ausgesetzt sind, eine Möglichkeit zu vermeiden, dass Stress chronisch wird und Burnout eintritt. Allerdings ist es notwendig, dass „die Bedeutung der subjektiven Gesundheit [für Personen soweit] ausgeprägt ist" (Enste, 2019, S. 89), dass sie die Entscheidung, sich bspw. körperlich zu bewegen, um die Gesundheit zu bewahren oder herzustellen, eigenverantwortlich treffen können (ebd.). Wird die Entscheidung getroffen, kann der Einzelne sie durch Angebote von zum Beispiel Krankenkassen, wie der AOK im Rahmen von

Seminaren zur Stressbewältigung oder von Bewegungsprogrammen, realisieren (AOK Rheinland/Hamburg).

4 Diskussion und Fazit

Im Kapitel 2.1 wurden die Veränderungen und der Einfluss, der Digitalisierung und neuer Technologien, auf Arbeitsformen dargestellt. Beschäftigte sind aufgefordert, sich an diese anzupassen, was gleichzeitig eine Zunahme psychischer Belastung für die Gesundheit darstellt (Kapitel 2.2). Mit Betrachtung der Verdreifachung der Zusatzklassifikation Burnout auf Krankschreibungen von AOK-Versicherten in den letzten zehn Jahren (Ducki, 2019, S.5) und des Anstiegs von Stressempfinden am Arbeitsplatz (TK, 2016, S. 11), wird der Handlungsbedarf deutlich, gegen das Gesundheitsproblem Burnout vorzugehen und das Thema verstärkt in den Blick zu nehmen (Ehresmann, 2017, S.155). Auch wenn Arbeit eine Existenzgrundlage bildet und somit einen hohen Stellenwert besitzt (Zeilner, S. 57), sollte sie die Gesundheit, die ein Grundrecht ist (§ Art. 2 Grundgesetz), nicht gefährden.

Das tückische an psychischen Erkrankungen, die auf Burnout zurückzuführen sind, ist, dass Burnout-Beschwerden im frühen Stadium oft nicht erkannt und behandelt werden und mit Fortschreiten in einer manifesten Erkrankung münden können. Aus dem Grund ist eine frühzeitige Erkennung von Belastungen von Wichtigkeit. Für u.a. dies trägt die Verantwortung das jeweilige Unternehmen, da von diesem als äußerer Umstand Einfluss auf die Gesundheit der Beschäftigten ausgeht. Das Unternehmen ist bspw. durch das ArbSchG dazu verpflichtet und kann im Rahmen des BGMs handeln. Auch trägt der einzelne Beschäftigte eine gewisse Verantwortung für seine Gesundheit, da das eigene Verhalten ebenso Einfluss auf diese hat.

Abschließend ist festzuhalten, dass für ein erfolgreiches Vorgehen gegen das Eintreten oder die Zunahme von Burnout ein Zusammenspiel von Maßnahmen des Unternehmens sowie der Beschäftigten grundlegend ist. Denn auf der einen Seite orientiert sich das Konzept des BGMs an Bedürfnissen der Beschäftigten, wofür aber auf der anderen Seite vorauszusetzen ist, dass Beschäftigte sich soweit ihrer Gesundheit bewusst und für diese sensibilisiert sind, dass sie sich Vorgesetzten oder Betriebsärzten bei Gesundheitsproblemen mitteilen, damit diese von der Notwendigkeit überhaupt erst erfahren und danach handeln können. Dabei ist wiederum das Einbeziehen und die aktive Beteiligung der Beschäftigten an allen getroffenen Prozessen für Ergebnisse essenziel.

Literaturverzeichnis

Ahlers, E. (2018). *Forderungen der Betriebsräte für die Arbeitswelt 4.0.* Hg. v. Hans-Böckler-Stiftung. Wirtschafts- und Sozialwissenschaftliches Institut (Policy Brief, Nr.20) (S. 1-11). Verfügbar unter: https://www.boeckler.de/pdf/p_wsi_pb_20_2018.pdf (28.01.2020).

AOK Rheinland/Hamburg. Zentrale Prüfstelle Prävention. *Stressbewältigung (2-Tages-Seminar.* Verfügbar unter: https://aokrh.zentrale-pruefstelle-praevention.de/kurse/details.php?kurs=zpp-901818&searchdata[search]=1&searchdata[plz_ort]=Hamburg&searchdata[maxdistance]=10&searchdata[zip]=21035

AOK Rheinland/Hamburg. Zentrale Prüfstelle Prävention. *Fitness Vital - Beweglichkeitsorientierte Ganzkörperkräftigung.* Verfügbar unter: https://aokrh.zentrale-pruefstelle-praevention.de/kurse/details.php?kurs=zpp-992976&searchdata[search]=1&searchdata[plz_ort]=Hamburg&searchdata[maxdistance]=10&searchdata[zip]=21035&searchdata[page_pointer]=4

Badura, B. (2017). Arbeit und Gesundheit im 21. Jahrhundert. In B. Badura (Hrsg.), *Arbeit und Gesundheit im 21. Jahrhundert. Mitarbeiterbindung durch Kulturentwicklung* (S. 1-17). Berlin, Heidelberg: Springer Gabler. https://doi.org/10.1007/978-3-662-53200-3

Baeriswyl, S., Dorsemagen, C., Krause, A. & Mustafić, M. (2018). Indirekte Steuerung, interessierte Selbstgefährdung und Sinnerleben. In B. Badura, A. Ducki, H. Schröder, J. Klose & M. Meyer (Hrsg.), *Fehlzeiten-Report 2018. Sinn erleben – Arbeit und Gesundheit* (S.157-167). Berlin, Heidelberg: Springer. https://doi.org/10.1007/978-3-662-57388-4

Berger, M., Gravert, C., Schneller, C. & Maier, W. (2013). Prävention und Behandlungen psychischer Störungen am Arbeitsplatz. *Der Nervenarzt, 11* (S. 1291-1298). Heidelberg, Berlin: Springer. https://doi.org/10.1007/s00115-013-3839-z

Boden, S., Gajewski, P.D., Willemssen, R., Getzmann, S. & Falkenstein, M. (2018). *Depressive Symptomatik, Burnout, arbeitsbezogene Faktoren und zentralnervöse Informationsverarbeitung.* (1. Aufl.) Hg. v. Bundesanstalt für Arbeitsschutz und Arbeitsmedizin. Dortmund, Berlin, Dresden. https://doi.org/10.21934/baua:bericht20180920

Bundes Psychotherapeuten Kammer [BPtK]. (2012). Zusammenfassung. *BPtK-Studie zur Arbeitsunfähigkeit. Psychische Erkrankungen und Burnout. 2012.* (S. 3-29). Verfügbar unter: https://www.bptk.de/wp-content/uploads/2019/01/20120606_BPtK-Studie_Arbeitsunfaehigkeit_2012.pdf (25.01.2020).

BSA-Akademie. (o.J.). *BGM Praxisprogramme.* Verfügbar unter: https://www.bsa-akademie.de/die-bsa-akademie/weiterfuehrende-angebote/bgm-praxisprogramme.html (12.02.2020).

Deutsche Gesellschaft für Psychiatrie, Psychotherapie und Nervenheilkunde [DGPPN]. (2012). Definition von Burnout-Zuständen. *Positionspapier der Deutschen Gesellschaft für Psychiatrie, Psychotherapie und Nervenheilkunde (DGPPN) zum Thema Burnout* (S. 1-15). Berlin: DGPPN. Verfügbar unter: http://www2.psychotherapeutenkammer-berlin.de/uploads/stellungnahme_dgppn_2012.pdf (20.01.2020).

Deutsches Institut für Medizinische Dokumentation und Information [DIMDI], (2017). *Internationale statistische Klassifikation der Krankheiten und verwandten Gesundheitsprobleme. 10. Revision. German Modification Version 2017. Kapitel XXI. Faktoren, die den Gesundheitszustand beeinflussen und zur Inanspruchnahme des Gesundheitswesens führen (Z00-Z99)*. Systematisches Verzeichnis. Verfügbar unter: https://www.dimdi.de/static/de/klassifikationen/icd/icd-10-gm/kode-suche/htmlgm2017/block-z70-z76.htm (15.01.2020).

Deutsches Institut für Normung. (2012). *DIN SPEC 91020: Betriebliches Gesun heitsmanagement* (S. 7). Berlin: Beuth. https://dx.doi.org/10.31030/1896666

Ducki, A. (2019). Digitale Transformationen – von gesundheitsschädigenden Effekten zur gesundheitsförderlichen Gestaltung. In B. Badura, A. Ducki, H. Schröder, J. Klose & M. Meyer (Hrsg.), *Fehlzeiten-Report 2019. Digitalisierung - gesundes Arbeiten ermöglichen* (S. 1-12). Berlin, Heidelberg: Springer. https://doi.org/10.1007/978-3-662-59044-7

Ehresmann, C. (2017). Burn-out und Sozialkapital – Konzepte und Ergebnisse vergleichender Organisationsforschung. In B. Badura (Hrsg.), *Arbeit und Gesundheit im 21. Jahrhundert. Mitarbeiterbindung durch Kulturentwicklung* (S. 153-170). Berlin, Heidelberg: Springer Gabler. https://doi.org/10.1007/978-3-662-53200-3

Enste, P. (2018). Verantwortung für die eigene Gesundheit. In *Gesundheitliche Eigenverantwortung im Kontext der Lebensspanne. Eine Mixed Methods Studie mit Fokus auf die Lebensphase Alter* (S. 59-102). Wiesbaden: Springer. https://doi.org/10.1007/978-3-658-23082-1

Gerdentisch, C. & Korunka, C. (2019). Die Arbeitswelt im Wandel. In *Digitale Transformation der Arbeitswelt* (S. 1-21). Berlin, Heidelberg: Springer Berlin Heidelberg. https://doi.org/10.1007/978-3-662-55674-0

Marschall, J., Hildebrandt, S. & Nolting, H.-D. (2019). Arbeitsunfähigkeiten nach Krankheitsarten. In A. Storm (Hrsg.), *Gesundheitsreport 2019. Analyse der Arbeitsunfähigkeitsdaten. Alte und neue Süchte im Betrieb* (Beiträge zur Gesundheitsökonomie und Versorgungsforschung, Bd. 28, S. 16-27). Heidelberg: medhochzwei Verlag.

Meyer, M., Maisuradze, M. & Schenkel, A. (2019). Daten und Analyse. Krankheitsbedingte Fehlzeiten in der deutschen Wirtschaft im Jahr 2018 – Überblick. In B. Badura, A. Ducki, H. Schröder, J. Klose & M. Meyer (Hrsg.), *Fehlzeiten-Report 2019. Digitalisierung - gesundes Arbeiten ermöglichen* (S. 413-476). Berlin, Heidelberg: Springer. https://doi.org/10.1007/978-3-662-59044-7

Meyer, M., Wenzel, J. & Schenkel, A. (2018). Daten und Analysen. Krankheitsbedingte Fehlzeiten in der deutschen Wirtschaft im Jahr 2017. In Badura, B., Ducki, A., Schröder, H., Klose, J. & Meyer, M. (Hrsg.), *Fehlzeiten-Report 2018* (S. 331-526). Berlin, Heidelberg: Springer. https://doi.org/10.1007/978-3-662-57388-4

Neuner, R. (2019). *Psychische Gesundheit bei der Arbeit. Gefährdungsbeurteilung und Betriebliches Gesundheitsmanagement* (3. Aufl.) Wiesbaden: Springer Fachmedien Wiesbaden. https://doi.org/10.1007/978-3-658-23961-9

Rennert, D., Kliner, K. & Richter, M. (2019). Arbeitsunfähigkeit. In F. Knieps & H. Pfaff (Hrsg.), *Psychische Gesundheit und Arbeit. BKK Gesundheitsreport 2019* (S. 55-150). Berlin: Medizinisch Wissenschaftliche Verlagsgesellschaft.

Riechert, I. & Habib, E. (2017). Einführung in das Thema. In *Betriebliches Eingliederungsmanagement bei Mitarbeitern mit psychischen Störungen* (S. 1-12). Berlin, Heidelberg: Springer. https://doi.org/10.1007/978-3-662-49112-6

Rosa, H. (2005). *Beschleunigung. Die Veränderungen in der Zeitstrukturen in der Moderne* (11. Aufl.). Frankfurt Am Main: Suhrkamp.

Sachverständigenrat zur Begutachtung der gesamtwirtschaftlichen Entwicklung. (2017). Für eine zukunftsorientierte Wirtschaftspolitik. In *Für eine zukunftsorientierte Wirtschaftspolitik. Jahresgutachten 2017/18.* (Bandnr. der Reihe 54.2017/18, S. 8-70). Wiesbaden: Bonifatius GmbH Druck-Buch-Verlag. Verfügbar unter: http://hdl.handle.net/10419/173450

Sonnentag, S., & Frese, M. (2003). Stress in organizations. In W. C. Borman, D. R. Ilgen & J. R. Klimoski (Hrsg.), *Comprehensive handbook of psychology: Industrial and organizational psychology* (Bd. 12, S. 453- 491). New York: Wiley.

Sprenger, B. (2018). Stress, Stressverarbeitung und Burnoutprophylaxe. In M., Lohmer, B., Sprenger & J., von Wahlert (Hrsg.), *Gesundes Führen. Life-Balance versus Burnout im Unternehmen* (2. Aufl., S. 7-17). Stuttgart: Schattauer.

Struhs-Wehr, K. (2017). *Betriebliches Gesundheitsmanagement und Führung. Gesundheitsorientierte Führung als Erfolgsfaktor im BGM.* Wiesbaden: Springer. https://doi.org/10.1007/978-3-658-14266-7

Techniker Krankenkasse [TK]. (2016). *Entspann dich, Deutschland. TK-Stressstudie 2016* (S. 1-56). Verfügbar unter: https://www.tk.de/resource/blob/2026630/9154e4c71766c410dc859916aa798217/tk-stressstudie-2016-data.pdf (28.01.2020).

Waltersbacher, A., Maisuradze, M. & Schröder, H. (2019). Arbeitszeit und Arbeitsort – (wie viel) Flexibilität ist gesund? In B. Badura, A. Ducki, H. Schröder, J. Klose & M. Meyer (Hrsg.), *Fehlzeiten-Report 2019. Digitalisierung - gesundes Arbeiten ermöglichen* (S. 77-104). Berlin, Heidelberg: Springer. https://doi.org/10.1007/978-3-662-59044-7

World Health Organization [WHO] (2019). *Mental health. Burn-out an "occupational phenomenon ": International Classification of Diseases.* Verfügbar unter: https://www.who.int/mental_health/evidence/burn-out/en/ (14.01.2020).

World Health Organization [WHO] (2019). *Mental health. Mental health in the workplace. Information sheet. May 2019.* Verfügbar unter: https://www.who.int/mental_health/in_the_workplace/en/ (14.01.2020).

Zapf, D., & Semmer, N. K. (2004). Stress und Gesundheit in Organisationen. In H. Schuler, N. Bierbaumer, & D. Frey, u.a. (Hrsg.), *Enzyklopädie der Psychologie. Bd 3, Organisationspsychologie* (Enzyklopädie der Psychologie Praxisgebiete Wirtschafts-, Organisations- und Arbeitspsychologie, Bd. 3, S. 1011). Göttingen: Verl. für Psychologie Hogrefe.

Zeilner, F. (2018). *Burnout im Kontext des Gesundheitsmanagements von Unternehmen und der Kostenproblematik. Möglichkeiten einer professionellen Prävention und Rehabilitation.* Berlin: Peter Lang. http://doi.org/10.3726/b13458

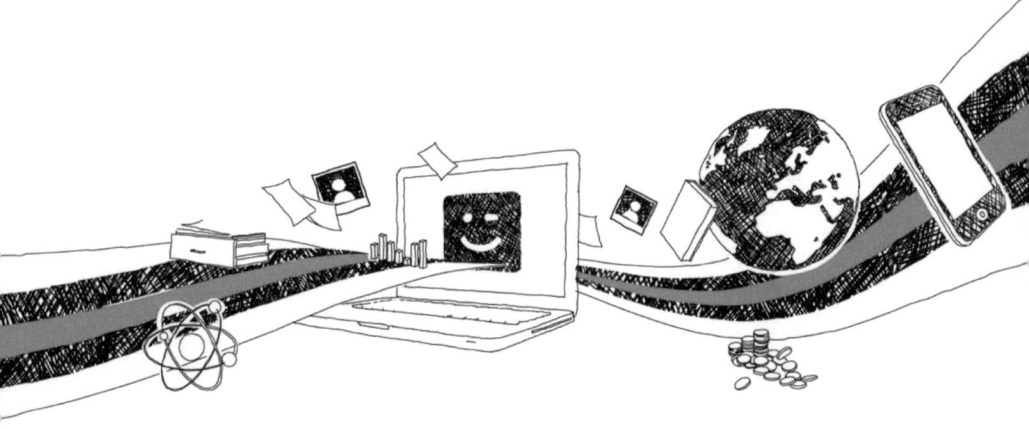
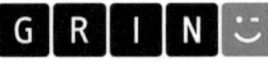